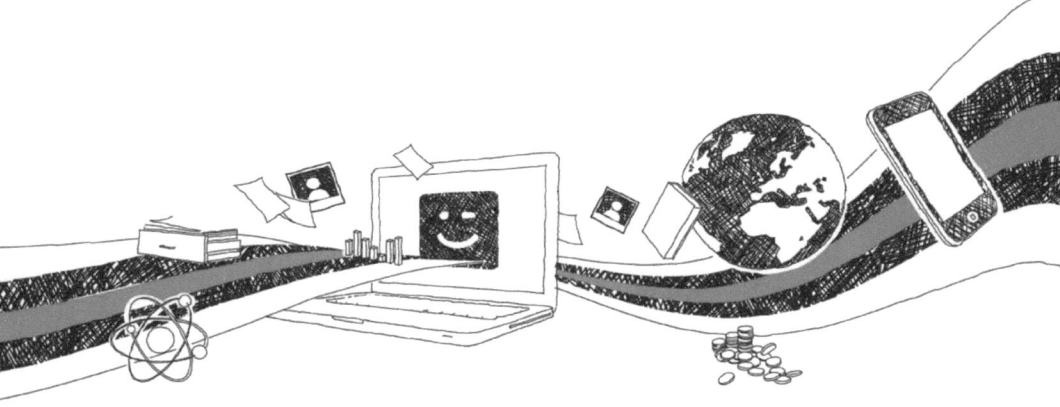

Künstliche Intelligenz in der Gastroenterologie mit Fokussierung auf die Vorsorgekoloskopie

Mathias Strowski

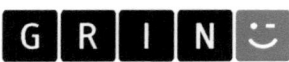

Bibliografische Information der Deutschen Nationalbibliothek:

Die Deutsche Nationalbibliothek verzeichnet diese Publikation in der Deutschen Nationalbibliografie; detaillierte bibliografische Daten sind im Internet über http://dnb.d-nb.de abrufbar.

ISBN: 9783346830951
Dieses Buch ist auch als E-Book erhältlich.

© GRIN Publishing GmbH
Nymphenburger Straße 86
80636 München

Druck und Bindung: Books on Demand GmbH, Norderstedt Germany
Gedruckt auf säurefreiem Papier aus verantwortungsvollen Quellen

Das vorliegende Werk wurde sorgfältig erarbeitet. Dennoch übernehmen Autoren und Verlag für die Richtigkeit von Angaben, Hinweisen, Links und Ratschlägen sowie eventuelle Druckfehler keine Haftung.

Das Buch bei GRIN: https://www.grin.com/document/1335647

Masterstudiengang (MBA) Führung und Management im Gesundheitswesen

Hochschule für angewandte Wissenschaften Neu-Ulm

SEMINARARBEIT

Thema

Künstliche Intelligenz in der Gastroenterologie mit Fokussierung auf die Vorsorgekoloskopie

Verfasser: Mathias Z. Strowski

Zusammenfassung/Abstract

Das Herzstück der Gastroenterologie ist die Endoskopie. Die Vorsorgekoloskopie ist ein gesetzlicher Auftrag an die endoskopisch tätigen Gastroenterologen, um die Inzidenz und Mortalität für kolorektales Karzinom zu senken. Visuelle Detektion und invasive Behandlung von als krankhaft eingestuften Läsionen unterliegt zum erheblichen Teil einer subjektiven Einschätzung durch den Untersucher. Zudem ist die Koloskopie invasiv, zeitlich aufwendig und erfordert neben manuellen Fertigkeiten, umfassende Erfahrungen, ein hohes Maß an Konzentration, um Krebs-Vorläuferläsionen nicht zu übersehen. Daher ist die Qualität dieser medizinischen Behandlung trotz einzuhaltender Qualitätsindikatoren, erheblich Untersucher-abhängig. Zeitliche Limitationen, hoher Dokumentationsaufwand und wirtschaftlich-ökonomischer Leistungsdruck verleiten zu Fehlern. Die Standardisierung, Objektivierung, Entlastung von Dokumentation, sowie zuverlässige Einstufung von Befunden sind aus Sicht des Patienten und des Leistungserbringers notwendig. Künstliche Intelligenz (KI) hat bereits im Rahmen von Studien den Einzug in die Gastroenterologie gewagt. Im Aufsatz von Kanther und Kollegen wird der Stellenwert der KI im Kontext der Wertschöpfung für den Patienten und den Leistungserbringer diskutiert. Durch Standardisierung, Objektivierung sowie Verarbeitung von großen Datenmengen kann eine bessere Behandlungsqualität und auch Sicherheit für den Patienten erzielt werden. Für den Leistungserbringer ergeben sich Wettbewerbsvorteile durch Einführung der KI als Innovation. Wirtschaftlich-ökonomische Vorteile resultieren aus zeitlicher Entlastung des Leistungserbringers mit Möglichkeiten der Steigerung der Untersuchungszahlen, des Imagegewinns sowie einer verbesserten intersektoralen Zusammenarbeit

Inhaltsverzeichnis

Abkürzungsverzeichnis

ADR: Adenomdetektionsrate
CAD computer aided diagnosis
G-BA: Gemeinsamer Bundesausschuss
GI: Gastrointestinaltrakt
KI: Künstliche Intelligenz
KRK: kolorektales Karzinom
QI Qualitätsindikatoren

1 Einleitung

1.1 Hintergrund und Problemstellung

Trotz technologischer Fortschritte in der Medizin spielt die subjektive Einstufung in krank oder gesund durch den Arzt nach wie vor eine große Rolle. Die Erfahrung und Expertise des Behandlers beeinflussen in hohem Maß das Schicksal der Patienten. Daher sind Optimierungen sowie Standardisierungen von medizinischen Maßnahmen, insbesondere der Diagnostik und Therapie sowie Objektivierung der Befunderhebung dringend notwendig. Diese Thematik ist sowohl angesichts der zeitlichen Limitationen als auch wirtschaftlich-ökonomischer Zwängen für medizinische Leistungserbringer umso aktueller. Bildgebende medizinische Fachdisziplinen profitierten bisher am meisten durch Implementierung moderner, digitaler und intelligenter Technologien, die eine Fülle von Daten rapide, fehlerfrei, nachvollziehbar und reproduzierbar analysieren und auswerten können. Die Bildgebung spielt eine wichtige Rolle in der gastroenterologischen Diagnostik, wobei die subjektive Einschätzung und damit einhergehende mangelnde Standardisierung zu potentiellen medizinischen und wirtschaftlichen Nachteilen führen kann.

1.2 Ziele und Vorgehen

Im aktuellen Aufsatz zum Thema „Künstliche Intelligenz in der Gastroenterologie" von Kather JN et al wird der künftige Stellenwert der künstlichen Intelligenz (KI) in der bildmorphologischen gastroenterologischen Diagnostik diskutiert.[1] An Beispielen ausgewählter Subdisziplinen der Gastroenterologie werden Erkenntnisse aus frühen Phasen klinischer Studien zur Anwendung der KI im Hinblick auf die intelligente und automatische Mustererkennung, Analyse großer Datenmengen, Objektivierung, standardisierte Befundung, sowie Vorhersagbarkeit erörtert. Im Fokus der vorliegenden Arbeit steht der Zusammenhang der KI mit der Vorsorgekoloskopie, da diese endoskopische Maßnahme als noch nicht ganz perfektes Screening Tool eine wichtige gesundheitsökonomische Bedeutung innehat. Der potentielle Stellenwert der KI im Kontext der Wortschöpfung in der Endoskopie mit besonderer Fokussierung auf die Vorsorgekoloskopie wird hier analysiert.

---

[1] Vgl. Kather et al. (2020), S. 1450–1454.

2 Kolorektales Karzinom - Inzidenz und Früherkennung

2.1 Epidemiologie und Pathophysiologie

Das kolorektale Karzinom (KRK) ist mit ca. 60000 Neuerkrankungen pro Jahr bei den Frauen die zweit- und bei den Männern die dritthäufigste bösartige Erkrankung.[2] Die jährliche Sterberate liegt hierzulande bei ca. 25000 Fällen gleichbedeutend mit der dritthäufigsten Karzinom-bedingten Todesursache.[3] Bis auf wenige Ausnahmen entstehen KRK über multiple Zwischenstufen aus benignen Vorläuferläsionen, den Adenomen.[4]

2.2 Screeningmethoden

Zur Erkennung von Adenomen sowie frühen Stadien des KRK wurden biochemische Screeningtests etabliert, die eine repräsentative Stuhlprobe erfordern. Allerdings bestehen diagnostische Limitationen hinsichtlich der Testsensitivität für kleinere Adenome.[5,6]

2.2.1 Bedeutung der Vorsorgekoloskopie

Bahnbrechend war die Etablierung einer visuellen Detektion sowie Entfernung der Adenome mittels Koloskopie, welche aktuell als Goldstandard einer KRK Vorsorge angesehen wird. 2002 wurde in Deutschland die Vorsorgekoloskopie ab dem 55. Lebensjahr in den Leistungsumfang der gesetzlichen Krankenkassen aufgenommen mit dem Ziel, die Inzidenz und Mortalität des KRK zu senken. Einer Auswertung der Jahre 2003-2012 zufolge führte diese Maßnahme zu einer Reduktion der Inzidenz und Mortalität des KRK in Deutschland.[7] In diesem Zeitraum wurden bei ca. 1-5 Millionen Koloskopieteilnehmern Adenome entfernt und dadurch ca. 180.000 KRK verhindert.[8] Dem G-BA Beschluss von 2018 zufolge können sich Männer ab dem 50. Lebensjahr einer Vorsorgekoloskopieuntersuchung unterziehen.[9] Eine weitere Absenkung des Eintrittsalters der Vorsorgekoloskopie auf das 45 Lebensjahr wird angesichts der Datenlage aktuell diskutiert.[10]

---

2 Vgl. Zentrum für Krebsregisterdaten: Darmkrebs (Stand: 06.12.2017).
3 Vgl. Zentrum für Krebsregisterdaten: Darmkrebs (Stand: 06.12.2017).
4 Vgl. Fearon/ Vogelstein (1990), S. 763.
5 Vgl. Lin et al. (2016), S. 125.
6 Vgl. Bray et al. (2017), S. 29.
7 Vgl. Brenner et al. (2016), S. 102-104.
8 Vgl. Brenner et al. (2015), S. 721.
9 Vgl. Gemeinsamer Bundesausschuss (2018), S. 11.
10 Vgl. Mannucci et al. (2019), S. 2565-2580.

2.2.2 Qualitätsstandards der Vorsorgekoloskopie

Koloskopie ist ein invasives und technisch anspruchsvolles endoskopisches Verfahren, welches standardmäßig mit Sedierung durchgeführt wird. In der Regel wird die Koloskopie von einem endoskopisch tätigen Gastroenterologen durchgeführt. Um eine Zulassung zur Leistungsabrechnung dieser Maßnahme mit den Krankenkassen zu bekommen, muss eine dokumentierte Mindestzahl von Koloskopien inkl. Komplikationsdaten nachgewiesen werden. Leitliniengerecht müssen Gastroenterologen, die die Vorsorgekoloskopie durchführen, bestimmte Qualitätsindikatoren (QI) erfüllen. Hierzu gehört vor allem die Adenomdetektionsrate (ADR), die bei > 20% pro Untersucher liegen muss.[11] Es ist zu erwarten, dass mit der Weiterentwicklung der endoskopischen Techniken die geforderte ADR auf > 30% pro Untersucher durch die nationalen Fachgesellschaften zukünftig angehoben werden wird.[12] Heutzutage gehören hochauflösende HDTV Monitore, unterschiedliche endoskopische Färbemethoden, Vergrößerungsoptiken, Aufsatzkappen für Koloskope sowie Lichtfilter zum Ausstattungsstandard der deutschen Gastroenterologen um die Detektion von Kolonläsionen zu vereinfachen.

2.2.3 Grenzen und Limitationen der Vorsorgekoloskopie -

Trotz dieser technischen Innovationen bleibt die Detektion von Adenomen sowie frühen Krebsstadien nach wie vor problematisch.[13] Dies liegt u. a. an einer relativ komplexen und invasiven Untersuchungsmethode. Insbesondere beeinträchtigt eine patientenbedingte längere Untersuchungsdauer, verbunden mit Schmerzen oder Sedierungsschwierigkeiten die Qualität der Untersuchung erheblich. Die Untersuchungsdauer verlängert sich bei verschmutztem Darm. Hochrisiko-Patienten müssen anstatt vom umfassend geschulten Pflegepersonal, von den Anästhesisten sediert werden, um Sedierungszwischenfälle zu vermeiden und beim Auftreten solcher, fachgerecht zu handeln.[14] Verwachsungen im Bauch nach operativen Eingriffen sowie Sedierungsschwierigkeiten erschweren die Koloskopie und verlängern die Untersuchungsdauer. Prädiktoren für eine schwierigen Koloskopien sind bisher nicht hinreichend etabliert.

---

[11] Vgl. AWMF S-3 Leitlinie Kolorektales Karzinom (2019), S. 84.
[12] Vgl. Rex et al. (2015), S. 79.
[13] Vgl. Lee et al. (2017), S. 2.
[14] Vgl. Riphaus et al. (2008), S. 807; 810.

Nach wie vor ist die ADR von der rein subjektiven visuellen Einschätzung des Endoskopeurs abhängig. Multiple intra-/inerindividuelle Faktoren wie Stand der Ausbildung, Erfahrung, Motivation aber auch die Tageszeit beeinflussen die ADR. Visuelle Detektion
mittels Koloskopie erfordert vom Untersucher eine konstant hohe Konzentration und
gleichzeitig Geduld, da die Detektion versteckter Polypen hinter den Darmfalten zeitin-
tensiv ist und ausgezeichnete technisch-manuelle Fertigkeiten verlangt. Allerdings wird
der Zeitfaktor bei dieser endoskopischen Leistung wegen wirtschaftlich-ökonomischer
Zwänge immer knapper bemessen. Daher muss oft ein Kompromiss zwischen Einbußen
der Untersuchungsqualität und einer, aus wirtschaftlicher Sicht erforderlichen Untersu-
chungsmindestzahl pro Tag, getroffen werden. Außer den zeitlichen Limitationen spielt
auch die Konzentrationsfähigkeit des Untersuchers bei der ADR eine wichtige Rolle. Stu-
dienanalysen zufolge nimmt die ADR im Verlauf des Tages ab, was mit einer gewissen
Ermüdung des Endoskopeurs begründbar ist.[15,16,17] Daher ist es nicht überraschend, dass
bis zu 28% der Adenome und 6% der Karzinome im Rahmen einer Vorsorgekoloskopie
übersehen werden.[18,19,20] Die Folge der übersehenen Adenome bei der Vorsorgekoloskopie sind sog. Intervallkarzinome.[21,22] Zusätzlich zum persönlichen Schicksalsschlag des
Patienten belasten solche qualitativ unzureichenden Untersuchungen wirtschaftlich das
Gesundheitssystem. Die Intervallkarzinome haben rechtliche Konsequenzen für den Untersucher und können sogar bis zum Entzug der Koloskopieerlaubnis führen. Zudem beeinflussen solche Ereignisse negativ das Image des Leistungserbringers und bringen somit Nachteile im Wettbewerb um Patienten. Vor diesem Hintergrund sind weitere Optimierungen der Qualität der Vorsorgeuntersuchungen dringend notwendig. In erster Linie
soll die relativ subjektive ADR durch Standardisierung, Automatisierung, sowie Objektivierung ersetzt werden. Damit einhergehend soll sich auch die knapp bemessene Untersuchungsdauer verkürzen, ADR gesteigert, dem Patienten ein besserer Komfort und darüber hinaus eine bessere Sicherheit gewährleistet werden.

---

[15] Vgl. Sanaka et al. (2009), S. 1661-1662.
[16] Vgl. Lee et al. (2014), S. 208.
[17] Vgl. Teng et al. (2016), S. 1800.
[18] Vgl. van Rijn et al. (2006), S. 347.
[19] Vgl. Heresbach et al. (2008), S. 286.
[20] Vgl. Bressler et al. (2007), S. 100.
[21] Vgl. Forsberg et al. (2017), S. 857-858.
[22] Vgl. Samadder et al. (2014), S. 954-957.

3 Künstliche Intelligenz

3.1 Künstliche Intelligenz in der Medizin

Die Digitalisierung führte zu einem der größten Umbrüche in der Medizingeschichte. Große Datenmengen können in jedem Bereich der Medizin analysiert und ausgewertet werden. Im Zentrum der digitalen Wandlung steht die künstliche Intelligenz (KI). KI bedeutet, dass das intelligente Verhalten von einer Maschine erlernt und automatisiert wird.[23] Die Nachahmung menschlicher Entscheidungen kann anhand bestimmter komplexer Algorithmen vom Computersystem übernommen werden. Autonomes Fahren ist ein Beispiel für die Nutzung der KI im Alltag. In der Medizin können mittlerweile komplexe Algorithmen vom Computer übernommen werden, um Krankheiten frühzeitig und präzise zu diagnostizieren. Ein Paradebeispiel für den klinischen Einsatz der KI ist die bildgebende Diagnostik. Die Integration der KI verbessert die Anfertigung von präzisen computertomografischen Aufnahmen und reduziert die notwendige Strahlendosis durch optimierte Positionierung des Patienten.[24,25] Bei der computer aided diagnosis (CAD) werden Radiologen bei der Mustererkennung und Analyse einer CT-Aufnahme sowie bei der Berichterstellung von einem PC unterstützt.[26] Mit jedem weiteren CAD Einsatz wird die Unterstützung des Radiologen nach komplexen selbstlernenden Algorithmen noch weiter optimiert mit dem Ziel, die Sensitivität und Spezifität der Befundung kontinuierlich zu verbessern. Zusätzliche automatisierte Datenanalysen wie z. B. automatische Tumorvermessung bei Detektion eines solchen, tragen zur besseren Qualität bei und bilden Grundlagen für die nachfolgenden klinischen Entscheidungen. Durch Zeitersparnis, Fehlerminimierung, Bildartefaktreduktion sowie automatische Befunderstellung können die knappen ärztlichen Ressourcen in der Radiologie effizienter eingesetzt werden.[27]

3.2 Künstliche Intelligenz in der Gastroenterologie

Analog zur Radiologie befasst sich die endoskopische Gastroenterologie mit der visuellen (bildgebenden) Diagnosestellung. Darüber hinaus kann im Rahmen der Endoskopie eine

---

[23] Vgl. Kreutzer/ Sirrenberg (2019), S. 3.
[24] Vgl.Booij et al. (2019), S. 2084-2086.
[25] Vgl. Saltybaeva et al. (2018), S. 644.
[26] Vgl. Shiraishi et al. (2011), S. 454.
[27] Vgl. Wang et al. (2019b), S. 180, Abb. 117.

Therapie durchgeführt werden. Im Gegensatz zur Radiologie ist die Endoskopie eine invasive und somit für den Patienten eine belastende Untersuchung. Sowohl die visuelle Diagnostik, als auch Therapie in der interventionellen Gastroenterologie werden weitgehend von der subjektiven Einschätzung des Untersuchers geprägt. Daher erfolgt die Einstufung von Befunden in krank oder gesund in Abhängigkeit von der Expertise des Endoskopeurs. Zwar kann die feingewebliche Analyse von Gewebeproben die Blickdiagnose des Endoskopeurs verifizieren, allerdings werden Gewebsproben aus suspekten Darmläsionen erst dann angefertigt, wenn solche Läsionen zuvor vom Endoskopeur subjektiv (visuell) als pathologisch eingestuft wurden. Zudem kann ein sog. „sampling error" zu einer pathologischen Fehleinschätzung führen, wenn die vom Endoskopeur an den Pathologen übermittelte Gewebsprobe nicht repräsentativ ist. Falls Zweifel an der Diagnosestellung bestehen, werden endoskopische Wiederholungsuntersuchungen vorgenommen. Vor diesem medizinischen Hintergrund ist es notwendig, diagnostische sowie therapeutische Techniken zu objektiveren und standardisieren um Diagnose/-Therapiefehler oder doppelte Untersuchungen zu vermeiden.

Einige Endoskophersteller haben die KI bereits mit vielversprechenden Studienergebnissen in die Koloskopie integriert. In direkten Vergleichsstudien konnten eine bessere Sensitivität und Spezifität für Detektion von pathologischen Darmläsionen bei der Anwendung der KI im Vergleich zu herkömmlichen Untersuchungen durch sehr erfahrene Endoskopeure erzielt werden.[28,29,30] Die intelligente und automatisierte Unterstützung des Untersuchers bei der visuellen Detektion sowie Charakterisierung von suspekten Läsionen erlaubt neben einem höheren Grad der Standardisierung vor allem die exakte Reproduzierbarkeit der Befunde. Gewebsbiopsien werden gezielt durchgeführt und somit kann auch die Untersuchungsdauer verkürzt, ADR gesteigert und somit die gesamte Produktivität dieser Untersuchung verbessert werden. KI erleichtert die Dokumentation von Befunden und entlastet somit den Arzt von den als wenig attraktiv angesehenen Tätigkeiten. Zusammenfassend betrachtet wird KI analog zur Radiologie einen festen Bestandteil aufgrund von medizinischen sowie wirtschaftlich-ökonomischen Aspekten in der endoskopischen Gastroenterologie einnehmen. Dies wird im Folgenden näher erläutert werden.

---

[28] Vgl. Wang et al. (2019a), S. 1817.
[29] Vgl. Su et al. (2020), S. 421.
[30] Vgl. Kudo et al. (2019), S. 364-368.

4 Wertschöpfung im Krankenhaus

Die Wertschöpfungskette im Gesundheitswesen bedeutet aus Sicht des Patienten, dass ein Mehrwert für ihn geschaffen wird.[31] Im Allgemeinen beinhaltet die Wertschöpfung für den Patienten neben einer korrekten Diagnosestellung die Durchführung einer angemessenen Therapie mit dem Ziel, den ursprünglichen Gesundheitsstatus wiederherzustellen.[32] Im Krankenhaus erfolgt die Wertschöpfung am Patienten mehrstufig. Die Wertschöpfungskette setzt sich aus mehreren Leistungsprozesskategorien zusammen, die im Folgenden näher betrachtet werden.[33,34,35] Die primäre Wertschöpfung beinhaltet alle direkt patientenbezogenen Tätigkeiten. Zu dieser gehören vor allem die administrative Aufnahme, alle medizinische Maßnahmen (Diagnostik, Therapie, Pflege), Entlassung mit anschließender intersektoraler Überführung in die nachfolgenden ambulanten oder stationären Einrichtungen. Diese wichtigsten Kernleistungsprozesse werden durch unterstützende Prozesse ergänzt. Zum letzteren gehören wertschöpfende Leistungsprozesse wie Verwaltung, Personalabteilung, Infrastruktur, Logistik, Apotheke, Service, Reinigung, Transport, Abrechnung, EDV und die Technik. Im Rahmen dieser sog. sekundären Prozessen werden das Personal, Geräteausstattung und Räumlichkeiten bereitgestellt. Reinigung, Bereitstellung von Arzneimitteln, Abrechnung, Energie, Dokumentation, Speiseversorgung, Wissenstransfer, Informationen und das Kapital für die Beschaffung der nötigen Ausstattung gehören ebenfalls dazu. An größerer Bedeutung gewinnt das Qualitätsmanagement in der Krankenversorgung. Der Patient hat das Anrecht auf qualitativ hochwertige medizinische Leistungserbringung, die dem neuesten Stand der Medizin entspricht. Diese kann nur mit qualitativ hochwertigem Personal, modernen Geräten und adäquater Infrastruktur erzielt werden.

Aus der Perspektive des Patienten kommen noch weitere sog patientenbezogene, - nahe und ferne Prozesse dazu. In der Regel sind die meisten Kernprozesse patientennah. Es gibt Ausnahmen, wie z. B. Hol- und Bringedienst, welcher zwar am Patienten vorgenommen wird, aber nicht direkt der Heilung des Patientenleidens dient. Andere flankierende Prozesse z. B. Einkauf von Geräten, Ausbildung von Ärzten, Entwicklung von Behandlungspfaden, Einführung von Innovationen in der Infrastruktur werden nicht direkt am

---

[31] Vgl. Buck et al. (2015), S. 90.
[32] Vgl. Buck et al. (2015), S. 90-92.
[33] Vgl. Kirchner/ Knoblich (2009), S. 104-105.
[34] Vgl. Buck et al. (2015), S. 90-101.
[35] Vgl. Kirchner/ Knoblich (2009), S. 104-105.

Patienten vorgenommen. Dennoch dienen diese Unterstützungsprozesse der Sicherstellung einer hohen Qualität der medizinischen Leistungserbringung. Technische Innovationen haben als sekundäre Prozesse eine große Bedeutung in der primären Leistungserbringung und sind somit im Kontext der Wertschöpfung aus der Patientenperspektive relevant. Aus der Sicht des Patienten ist das Ergebnis einer medizinischen Leistung das wichtigste Qualitätsmerkmal. Um ein optimales Ergebnis zu erzielen müssen sowohl qualitativ hochwertige Prozesse erbracht werden, als auch optimale strukturelle Voraussetzungen vorliegen. Ergebnis-, Prozess-, Strukturqualität werden u. a. durch Infrastruktur, apparative Ausstattung, Technologie sowie spezialisierte, aufeinander exakt abgestimmte, ökonomisch und qualitativ hochwertige Leistungserbringung determiniert. Relevante Zielgrößen der Ergebnisqualität sind nicht nur Morbidität und Mortalität, sondern auch Patientenzufriedenheit und Lebensqualität. Die Struktur- und Prozessqualität sind neben der Ergebnisqualität strategisch entscheidende Qualitätsdimensionen in der Unternehmensstrategie. Neben dem Einfluss auf die Qualität der medizinischen Versorgung und Erfüllung von multiplen Qualitätsvorgaben haben beide Qualitätsdimensionen erhebliche Auswirkungen auf das Image des Krankenhauses und die subjektive Wahrnehmung (hier: Qualitätsbeurteilung) durch den Patienten. Dies kann positive Auswirkungen auf die Patientenakquise und Zuweiserbindung haben, um die wirtschaftliche Prosperität des Krankenhauses zu stärken. Aus Managementsicht sind die Leistungen effektiv, effizient und ökonomisch zu erbringen. Angesichts der permanenten Personal- und Zeitknappheit müssen Leistungsprozesse aus ökonomischer Sicht gewinnbringend erbracht werden. Daher spielt neben Optimierung der Leistungsprozesse auch die Invention moderner Technologien in der Wirtschaftlichkeit eine wichtige Rolle. Insbesondere die Standardisierung und Automatisierung von Prozessen sind wesentliche Maßnahmen zur Erzielung optimaler Ergebnisse. Sie dienen der Fehlervermeidung, steigern die Patientensicherheit, begrenzen die zeitliche sowie personelle Verschwendung und verhindern, dass ungeordnete Leistungen erbracht werden. Insbesondere wird die ökonomische Kosteneffizienz durch Elimination nicht wertschöpfender Tätigkeiten gesteigert. Nicht zuletzt müssen die Optimierungen von Maßnahmen in den klinischen Alltag eingeführt werden, um den stets wachsenden Anforderungen, vorgegeben durch die gesetzlichen und fachgesellschaftlichen Qualitätsstandards, gerecht zu werden. Perspektivisch ist zu erwarten, dass nur die qualitativ hochwertige medizinische Leistungserbringung durch attraktive Vergütungssysteme belohnt wird.

5 Künstliche Intelligenz in der Endoskopie - Wertschöpfungsperspektive

In der GI Endoskopie besteht ein erheblicher Optimierungsbedarf in Bezug auf die Prozess- und Ergebnisqualität (s.o.). Mit Implementierung der KI als einen innovativen, technologischen Unterstützungsprozess lassen sich einige Limitationen dieses invasiven und zeitlich anspruchsvollen Kernprozesses (hier: Koloskopie) verbessern. Es ist davon auszugehen, dass mit der Implementierung der KI strenge QI vom Leistungserbringer (Endoskopeur) uneingeschränkt eingehalten werden können. Dies ist umso wichtiger, da angesichts der neuen Erkenntnisse sowie technologischen und technischen Innovationen strengere Qualitätsanforderungen von den Fachgesellschaften für die Vorsorgekoloskopie definiert werden. Bei Nichteinhaltung der stets strenger definierten QI droht ein Verlust des medizinischen Auftrags und damit auch finanzielle Einbußen. Mit Hilfe der KI lassen sich klinische Kern- und Unterstützungsprozesse sowie medizinische Dienstleistungen weitgehend standardisieren, vereinfachen, qualitativ und quantitativ verbessern und somit auch die Wertpotentiale optimieren. Der Untersucher wird bei den beiden wichtigen Kernprozessen, der Diagnostik und Behandlung, durch die KI optimal unterstützt. KI eliminiert auch Störfaktoren, wie z. B. tageszeitabhängige Qualitätseinbußen (Bsp.: niedrige ADR am Nachmittag) aufgrund der nachlassenden Konzentrationsfähigkeit des Untersuchers. Der Untersucher fokussiert sich auf die relevanten Läsionen und nimmt dank der KI nur gezielt Gewebsproben aus dem Darm ab. Dieses Vorgehen verkürzt die Untersuchungsdauer, reduziert insgesamt die Arbeitszeit und steigert somit die Prozesseffizienz. Aufgrund der zeitlichen Einsparungen können mehr Untersuchungen durchgeführt werden oder neue Geschäftsfelder betrieben werden. Ein höheres Maß an Arbeitszufriedenheit des medizinischen Personals sowie der Erwerb neuer Kompetenzen durch die Einführung der KI lässt sich aus Sicht des Unternehmens als wertschöpfend einstufen. Die Beurteilung, Analyse sowie Auswertung der Befunde werden weitgehend der KI überlassen. Die neue Rolle des Arztes beschränkt sich dabei auf die Prozessüberwachung um Fehler bei der Befundprozessierung frühzeitig zu erkennen und zu beseitigen. Die KI-gesteuerte Gewebsentnahme aus als krankhaft eingestuften Läsionen entlastet auch die Pathologie, da weniger Proben verarbeitet werden müssen. Durch Senkung der Pathologiekosten kommt es zu einem höheren Gewinn pro Untersuchung und ist daher wertschöpfend. Durch Reduktion, Automatisierung, Digitalisierung und Standardisierung der

Dokumentation nimmt auch die Zufriedenheit des Personals zu. Das Personal kann sich auf die eigentlichen primär wertschöpfenden Kernprozesse fokussieren. Selbstverständlich steht der Patient als wichtigster Nutznießer der KI im Vordergrund. KI verspricht neben einer hohen Qualität vor allem ein hohes Maß an Sicherheit für den Patienten. Eine bessere Behandlungsqualität (hier: hohe ADR) resultiert u. a. aus Vermeidung nicht wertschöpfender Wiederholungsuntersuchungen. Durch die kürzere Untersuchungsdauer verkürzt sich auch die Dauer der Sedierung. Sedierungs-induzierte Nebenwirkungen/Zwischenfälle sowie der Verbrauch an Sedativa pro Untersuchung nehmen ab. Dank KI lassen sich Sedierungszwischenfälle bereits vor deren Eintreten erkennen, sodass rechtzeitig prophylaktische Maßnahmen am Patienten durchgeführt werden können. Das aufgrund der Implementation der KI resultierende innovative Know-how steigert das Image des Leistungserbringers (Untersucher/Unternehmen) und führt aus strategischer Sicht zu einem Wettbewerbvorteil in Bezug auf die Patientenakquise und Zuweiserbindung. Ein digitaler Austausch von standardisierten Daten stärkt die intersektorale Zusammenarbeit und ist im Kontext des Networkings wertschöpfend.

Eine der zentralen Fragen im Zusammenhang mit der Invention neuer Technologien ist die Akzeptanz durch Stakeholder. Patienten als Leistungssuchende akzeptieren in der Regel innovative Leistungen, wenn genügend klinische Daten, praktische Erfahrungen und vor allem Sicherheitsaspekte ihnen in geeigneter Form kommuniziert werden. Das Personal muss praktisch und theoretisch geschult werden, um die neuen Technologien verstehen zu können. Personalrollen müssen zum Teil neu definiert werden z. B. durch Wegfall lästiger Dokumentations- und administrativer Tätigkeiten sowie Fokussierung auf wertschöpfende Aufgaben. Die Einbindung des Personals in die kritische Re-Evaluation, stetiges Hinterfragen der Innovationen sowie Bereitschaft zur kontinuierlichen Optimierung fördern die Akzeptanz dieser Stakeholder. Für die Akzeptanz aus unternehmerischer Perspektive spricht vor allem die Wirtschaftlichkeit (positive Kosten Nutzen Bewertung) sowie Behandlungsqualität. Es ist klar, dass zunächst Herausforderungen wie Investitionen, Anpassungen der gesamten Infrastruktur, neue Schnittstellen, Datensicherheit, Kompetenzförderung bewältigt werden müssen. Daher sind zunächst keine messbaren Leistungssteigerungen möglich. Eröffnung neuer Geschäftsfelder, Erringen eines Alleinstellungsmerkmals, sowie Magnetfunktion für Patienten sind überzeugende Argumente des Managements, um die Akzeptanz durch die Shareholder (Kapitalgeber und Eigentümer) zu erlangen.

6 Schlussbetrachtung und Ausblick

KI hat das Potential, Medizin zu revolutionieren. Die endoskopische Gastroenterologie und insbesondere Koloskopie dürfte wesentlich von der Implementation der KI in den klinischen Alltag profitieren. Selbstverständlich muss initial mit Mehrkosten durch die notwendigen Investitionen, Adaptation neuer Techniken, Nachjustierung der IT-Struktur sowie Personalschulung gerechnet werden. Langfristiger betrachtet wird es dennoch mehrere „Gewinner" geben. In erster Linie profitiert der Patient selbst, der die moderne, intelligente Leistung bekommt, die einen deutlichen Mehrwert an diagnostischer und therapeutischer Qualität und damit einhergehend Sicherheit mit sich bringt. Der Endoskopeur als direkter Leistungserbringer am Patienten wird sich mehr auf die intellektuell anspruchsvollen Fachkompetenzen und weniger auf handwerklichen Tätigkeiten konzentrieren. Die Befunderhebung ist objektivierbar und standardisierbar, verschwenderische Dokumentationstätigkeit entfällt. Knappe personelle Ressourcen können durch Steigerung der Arbeitseffizienz und -qualität ökonomisch sinnvoll eingesetzt werden. Durch Standardisierung und Automatisierung werden die komplexen medizinischen Leistungen weniger von der subjektiven Wahrnehmung des Unterschers abhängen und sind daher reproduzierbar. Die leistungserbringende Einrichtung wird sich im Wettbewerb um den Patienten besser positionieren können. Durch Imagegewinn, zeitliche Einsparungen aufgrund der modernen Technologien, Verringerung der Behandlungsfehler sowie Optimierung der intersektoralen Vernetzung kann eine wirtschaftlich-ökonomischen Wertschöpfung für das leistungserbringende Unternehmen erzielt werden. Auf der Makroebene betrachtet wird der gesamte Gesundheitssektor und die Wirtschaft davon profitieren.

7 Literaturverzeichnis

AWMF S-3 Leitlinie Kolorektales Karzinom (2019) S-3 Leitlinie Kolorektales Karzinom. Wesentliche Neuerungen durch die Aktualisierung der Leitlinie (Version 2.1, 2019).

Booij R., Budde R. P. J., Dijkshoorn M. L., van Straten M. (2019) Accuracy of automated patient positioning in CT using a 3D camera for body contour detection, in: European Radiology, Jg. 29, Nr. 4, S. 2079-2088.

Bray C., Bell L. N., Liang H., Collins D., Yale S. H. (2017) Colorectal Cancer Screening, in: Wisconsin Medical Journal, Jg. 116, Nr. 1, S. 27-33.

Brenner H., Altenhofen L., Stock C., Hoffmeister M. (2015) Prevention, Early Detection, and Overdiagnosis of Colorectal Cancer Within 10 Years of Screening Colonoscopy in Germany, in: Clinical Gastroenterology and Hepatology, Jg. 13, Nr. 4, S. 717-723.

Brenner H., Schrotz-King P., Holleczek B., Katalinic A., Hoffmeister M. (2016) Declining bowel cancer incidence and mortality in Germany: an analysis of time trends in the first ten years after the introduction of screening colonoscopy, in: Deutsches Ärzteblatt International, Jg. 113, Nr. 7, S. 101.

Bressler B., Paszat L. F., Chen Z., Rothwell D. M., Vinden C., Rabeneck L. (2007) Rates of new or missed colorectal cancers after colonoscopy and their risk factors: a population-based analysis, in: Gastroenterology, Jg. 132, Nr. 1, S. 96-102.

Buck M., Stadtelmann M., Hastreiter S. (2015) Auswahl und Systematisierung von Dienstleistungsprozessen der Anwendungsfelder Kliniken und Kontraktlogistikdienstleister, in: Woratschek H., Schröder J., Eymann T., Buck M. (Hrsg.), Wertschöpfungsorientiertes Benchmarking: Logistische Prozesse in Gesundheitswesen und Industrie, Springer-Verlag, Heidelberg, S. 89-104.

Fearon E. R., Vogelstein B. (1990) A genetic model for colorectal tumorigenesis, in: Cell, Jg. 61, Nr. 5, S. 759-767.

Forsberg A., Hammar U., Ekbom A., Hultcrantz R. (2017) Post-colonoscopy colorectal cancers in Sweden: room for quality improvement, in: Eur J Gastroenterol Hepatol, Jg. 29, Nr. 7, S. 855-860.

Gemeinsamer Bundesausschuss (2018) Richtlinie des Gemeinsamen Bundesausschusses für organisierte Krebsfrüherkennungsprogramme (oKFE-Richtlinie/oKFE-RL) in der Fassung vom 19. Juli 2018

Heresbach D., Barrioz T., Lapalus M. G., Coumaros D., Bauret P., Potier P., Sautereau D., Boustière C., Grimaud J. C., Barthélémy C., Sée J., Serraj I., D'Halluin P. N., Branger B., Ponchon T. (2008) Miss rate for colorectal neoplastic polyps: a prospective multicenter study of back-to-back video colonoscopies, in: Endoscopy, Jg. 40, Nr. 4, S. 284-290.

Kather J. N., Krause J., Luedde T. (2020) Künstliche Intelligenz in der Gastroenterologie, in: DMW-Deutsche Medizinische Wochenschrift, Jg. 145, Nr. 20, S. 1450-1454.

Kirchner M., Knoblich J. (2009) Outsourcing tertiärer Dienstleistungen, in: Behrendt I., König H.-J., Krystek U. (Hrsg.), Zukunftsorientierter Wandel im Krankenhausmanagement: Outsourcing, IT-Nutzenpotenziale,

Kooperationsformen, Changemanagement, Springer Verlag, Heidelberg, S. 103-112.

Kreutzer R., Sirrenberg M. (2019) Künstliche Intelligenz verstehen: Grundlagen – Use-Cases – unternehmenseigene KI-Journey, Springer Gabler, Wiesbaden.

Kudo S. E., Mori Y., Misawa M., Takeda K., Kudo T., Itoh H., Oda M., Mori K. (2019) Artificial intelligence and colonoscopy: Current status and future perspectives, in: Dig Endosc, Jg. 31, Nr. 4, S. 363-371.

Lee J., Park S. W., Kim Y. S., Lee K. J., Sung H., Song P. H., Yoon W. J., Moon J. S. (2017) Risk factors of missed colorectal lesions after colonoscopy, in: Medicine (Baltimore), Jg. 96, Nr. 27, S. e7468.

Lee T. J., Rees C. J., Blanks R. G., Moss S. M., Nickerson C., Wright K. C., James P. W., McNally R. J., Patnick J., Rutter M. D. (2014) Colonoscopic factors associated with adenoma detection in a national colorectal cancer screening program, in: Endoscopy, Jg. 46, Nr. 3, S. 203-211.

Lin J. S., Piper M. A., Perdue L. A., Rutter C. M., Webber E. M., O'Connor E., Smith N., Whitlock E. P. (2016) Screening for colorectal cancer: updated evidence report and systematic review for the US Preventive Services Task Force, in: Jama, Jg. 315, Nr. 23, S. 2576-2594.

Mannucci A., Zuppardo R. A., Rosati R., Leo M. D., Perea J., Cavestro G. M. (2019) Colorectal cancer screening from 45 years of age: Thesis, antithesis and synthesis, in: World journal of gastroenterology, Jg. 25, Nr. 21, S. 2565-2580.

Rex D. K., Schoenfeld P. S., Cohen J., Pike I. M., Adler D. G., Fennerty M. B., Lieb J. G., 2nd, Park W. G., Rizk M. K., Sawhney M. S., Shaheen N. J., Wani S., Weinberg D. S. (2015) Quality indicators for colonoscopy, in: Am J Gastroenterol, Jg. 110, Nr. 1, S. 72-90.

Riphaus A., Wehrmann T., Weber B., Arnold J., Beilenhoff U., Bitter H., von Delius S., Domagk D., Ehlers A., Faiss S. (2008) S3-Leitlinie „Sedierung in der gastrointestinalen Endoskopie" 2008 (AWMF-Register-Nr. 021/014), in: Zeitschrift für Gastroenterologie, Jg. 46, Nr. 11, S. 1298-1330.

Saltybaeva N., Schmidt B., Wimmer A., Flohr T., Alkadhi H. (2018) Precise and Automatic Patient Positioning in Computed Tomography: Avatar Modeling of the Patient Surface Using a 3-Dimensional Camera, in: Investigative Radiology, Jg. 53, Nr. 11, S. 641-646.

Samadder N. J., Curtin K., Tuohy T. M., Pappas L., Boucher K., Provenzale D., Rowe K. G., Mineau G. P., Smith K., Pimentel R., Kirchhoff A. C., Burt R. W. (2014) Characteristics of missed or interval colorectal cancer and patient survival: a population-based study, in: Gastroenterology, Jg. 146, Nr. 4, S. 950-960.

Sanaka M. R., Deepinder F., Thota P. N., Lopez R., Burke C. A. (2009) Adenomas are detected more often in morning than in afternoon colonoscopy, in: Am J Gastroenterol, Jg. 104, Nr. 7, S. 1659-1664; quiz 1665.

Shiraishi J., Li Q., Appelbaum D., Doi K. (2011) Computer-aided diagnosis and artificial intelligence in clinical imaging, in: Semin Nucl Med, Jg. 41, Nr. 6, S. 449-462.

Su J. R., Li Z., Shao X. J., Ji C. R., Ji R., Zhou R. C., Li G. C., Liu G. Q., He Y. S., Zuo X. L., Li Y. Q. (2020) Impact of a real-time automatic quality control system on colorectal polyp and adenoma detection: a prospective randomized controlled study (with videos), in: Gastrointest Endosc, Jg. 91, Nr. 2, S. 415-424.e414.

Teng T. Y., Khor S. N., Kailasam M., Cheah W. K., Lau C. C. L. (2016) Morning colonoscopies are associated with improved adenoma detection rates, in: Surgical Endoscopy, Jg. 30, Nr. 5, S. 1796-1803.

van Rijn J. C., Reitsma J. B., Stoker J., Bossuyt P. M., van Deventer S. J., Dekker E. (2006) Polyp miss rate determined by tandem colonoscopy: a systematic review, in: Am J Gastroenterol, Jg. 101, Nr. 2, S. 343-350.

Wang P., Berzin T. M., Glissen Brown J. R., Bharadwaj S., Becq A., Xiao X., Liu P., Li L., Song Y., Zhang D., Li Y., Xu G., Tu M., Liu X. (2019a) Real-time automatic detection system increases colonoscopic polyp and adenoma detection rates: a prospective randomised controlled study, in: Gut, Jg. 68, Nr. 10, S. 1813-1819.

Wang Y., Yan F., Lu X., Zheng G., Zhang X., Wang C., Zhou K., Zhang Y., Li H., Zhao Q., Zhu H., Chen F., Gao C., Qing Z., Ye J., Li A., Xin X., Li D., Wang H., Yu H., Cao L., Zhao C., Deng R., Tan L., Chen Y., Yuan L., Zhou Z., Yang W., Shao M., Dou X., Zhou N., Zhou F., Zhu Y., Lu G., Zhang B. (2019b) IILS: Intelligent imaging layout system for automatic imaging report standardization and intra-interdisciplinary clinical workflow optimization, in: EBioMedicine, Jg. 44, S. 162-181.

Zentrum für Krebsregisterdaten: Darmkrebs (Stand: 06.12.2017), online im Internet, URL: https://www.krebsdaten.de/Krebs/DE/Content/Krebsarten/Darmkrebs/darmkrebs _node.html, Abrufdatum: 25.12.2020.

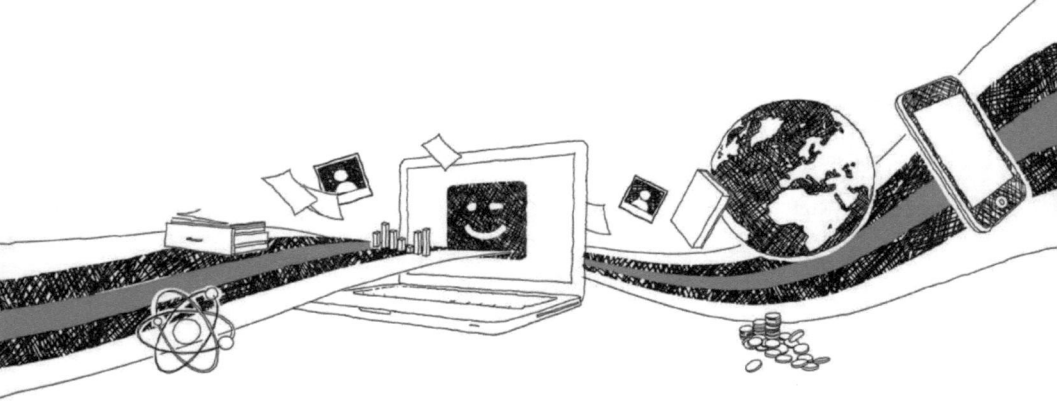
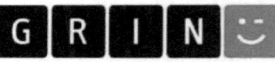